# 牙科医生用药小手册

## 第2版

主　编　杨　征　王建莉

编　者　(以姓氏笔画为序)

王建莉　华成舸　杨　征　赵　科

人民卫生出版社

·北　京·

**图书在版编目（CIP）数据**

牙科医生用药小手册 / 杨征，王建莉主编. —2 版
—北京：人民卫生出版社，2023.1（2025. 1重印）
ISBN 978-7-117-33826-4

Ⅰ.①牙… Ⅱ.①杨…②王… Ⅲ.①口腔疾病－用
药法－手册 Ⅳ.①R452-62

中国版本图书馆 CIP 数据核字（2022）第 195343 号

| 人卫智网 | www.ipmph.com | 医学教育、学术、考试、健康，购书智慧智能综合服务平台 |
| 人卫官网 | www.pmph.com | 人卫官方资讯发布平台 |

牙科医生用药小手册
Yake Yisheng Yongyao Xiaoshouce
第 2 版

**主　　编：** 杨　征　王建莉
**出版发行：** 人民卫生出版社（中继线 010-59780011）
**地　　址：** 北京市朝阳区潘家园南里 19 号
**邮　　编：** 100021
**E - mail：** pmph @ pmph.com
**购书热线：** 010-59787592　010-59787584　010-65264830
**印　　刷：** 北京顶佳世纪印刷有限公司
**经　　销：** 新华书店
**开　　本：** 787×1092　1/32　　印张：6
**字　　数：** 91 千字
**版　　次：** 2019 年 2 月第 1 版　　2023 年 1 月第 2 版
**印　　次：** 2025 年 1 月第 2 次印刷
**标准书号：** ISBN 978-7-117-33826-4
**定　　价：** 49.00 元

打击盗版举报电话：010-59787491　E-mail：WQ @ pmph.com
质量问题联系电话：010-59787234　E-mail：zhiliang @ pmph.com
数字融合服务电话：4001118166　E-mail：zengzhi @ pmph.com

## 前 言

首先声明，本手册并非一本药学书籍，而是编者用药经验笔记的整理和总结。

牙科医生，尤其在医院门诊、口腔诊所工作的牙科医生，日常使用药物较少，对常规使用的药物名称、用途等大多遗忘，使用经验也不够丰富。

编写本手册正是基于此背景，主要根据编者的经验，对牙科日常使用的药物进行整理和归纳，目的是方便牙科医生查阅。

在第1版的基础上，第2版紧跟医药学的最新政策和发展，更加注重牙科用药的实用性，增加了药品的基本药物属性、医保属性内容，并加强了儿童牙科疾病常用药指导。

本手册内容包括牙科常用药物名称、商品名、用途、用量,规范化的处方格式和示范。查阅方式包括药物分类查阅,以及从药物索引查阅。本手册不包括口腔黏膜等专科用药和肿瘤治疗药物。

因为编者能力有限和学科发展,如发现遗漏和错误,请以《新编药物学》最新版等药物学相关书籍为参照。

提示:使用药物前请仔细询问患者药物史和过敏史,使用药物前请仔细阅读药物说明书。

为了方便阅读,本手册配有免费电子书。

**获取电子书:**

　　1. 首次获取需要激活,方法如下:①用手机微信扫描封底蓝色贴标上的二维码(特别提示:贴标有两层,揭开第一层,扫描第二层二维码),按界面提示输入手机号及验证码登录,或点击"微信用户一键登录";②登录后点击"立即领取",再点击"查看",即可获取电子书。

　　2. 激活后再次查看的方法如下:关注"人卫助手"微信公众号,选择"知识服务",进入"我的图书",即可查看已获取的电子书。

牙科医生
用药小手册
[第2版]

# 目 录

第一部分
# 处方

# 一、处方要求

## 1. 处方规定

### 1.1　处方

　　处方是指由注册执业医师和执业助理医师（以下简称医师）在诊疗活动中为患者开具的、由取得药学专业技术职务任职资格的药学专业技术人员（以下简称药师）审核、调配、核对，并作为患者用药凭证的医疗文书。

### 1.2　处方分类

| 处方类型 | 处方颜色 | 处方右上角标注 |
| --- | --- | --- |
| 普通处方 | 白色 | |
| 儿童处方 | 淡绿色 | 儿科 |
| 急诊处方 | 淡黄色 | 急诊 |
| 麻醉药品和第一类精神药品处方 | 淡红色 | 麻、精一 |
| 第二类精神药品处方 | 白色 | 精二 |

## 1.3  注意事项

➢ 医师应当在注册的医疗机构签名留样或专用签章备案后,方可开具处方。

➢ 医师取得麻醉药品和第一类精神药品处方(淡红色处方)权后,方可在本机构开具该类药品处方,但不得为自己开具该类药品处方。

➢ 普通牙科医生没有开具"麻、精一"处方(淡红色处方)的资格。

## 2. 处方书写一般要求

➢ 患者一般情况和临床诊断填写清晰、完整,不得缺项、漏项,不得使用"成人"代替年龄。

➢ 药品名称应当使用药品通用名称,不得自行编制药品缩写或者代号。用法、用量可用规范的中文、英文、拉丁文或者缩写体书写,但不得使用"遵医嘱""自用"等。

➢ 处方必须经开具医师本人签字有效,不得由人代签字,且签名式样及专用签章应与留样备案一致。

## 3. 处方限量规定

> ➤ 门诊处方一般不超过 7 日用量。
> ➤ 急诊处方一般不超过 3 日用量。
> ➤ 毒性药品处方不超过 2 日极量。

## 4. 处方药和非处方药

### 4.1 非处方药

非处方药又称 OTC（over-the-counter），是指经国务院药品监督管理部门批准生产，不需医生处方，消费者可自行判断、购买和使用的药物，在国外又称为"可在柜台上买到的药物"，主要用于治疗各种消费者容易自我诊断、自我治疗的常见轻微疾病。

### 4.2 处方药

处方药是经国务院药品监督管理部门批准生产，必须凭执业医师或执业助理医师处方才能购买和使用的药物。

## 二、处方书写举例

**举例1：**

×××口腔医院

处方

门诊号××××× 科室××× 日期：××××年××月××日
患者姓名：<u>张××</u> 性别：<u>女</u> 年龄：<u>50岁</u>
诊断：17牙慢性牙髓炎

---

Rx:

布洛芬缓释胶囊 400mg×12 粒

Sig 400mg po bid

---

医师签字：李××

**举例2：**

×××口腔门诊

处方

患者姓名：<u>王××</u> 性别：<u>男</u> 年龄：<u>26岁</u>
日期：<u>××××年××月××日</u>
诊断：38牙智齿冠周炎

---

Rx:

布洛芬缓释胶囊 400mg×12 粒

Sig 400mg po bid

---

医师签字：李××

# 三、处方常用缩写

| 中文意义 | 缩写 |
| --- | --- |
| 用法 | Sig |
| 每日 1 次 | qd |
| 每日 2 次 | bid |
| 每日 3 次 | tid |
| 每日 4 次 | qid |
| 每晨 1 次 | qm |
| 每晚 1 次 | qn |
| 每 4 小时 | q4h |
| 每周 1 次 | qw |
| 立即 | stat |
| 必要时 | prn |
| 口服 | po |
| 睡前 | hs |
| 饭前 | ac |
| 饭后 | pc |
| 肌内注射 | im |
| 静脉注射 | iv |
| 皮下注射 | ih |
| 各 | aa |
| 加至 | add |
| 滴 | gtt |

# 四、妊娠期和哺乳期妇女用药安全分级

## 1. 妊娠期妇女用药安全分级

美国食品药品监督管理局（FDA）将妊娠期用药安全等级分为五级，即 A、B、C、D、X。有些药物有两个不同的危险度等级：一个是常用剂量的等级，另一个是超常剂量等级。

**A：** 在有对照组的早期妊娠妇女中未显示对胎儿有危险（并在中、晚期妊娠中亦无危险的证据），可能对胎儿的伤害极小。

**B：** 在动物生殖试验中并未显示对胎儿有危险，但无孕妇的对照组，或对动物生殖试验显示有不良反应（较不育为轻），但在早孕妇女的对照组中并不能肯定其不良反应（并在中、晚期妊娠亦无危险的证据）。

**C：** 在动物研究中证实对胎儿有不良反应（致畸或使胚胎致死或其他），但在妇女中无对照组或在妇女和动物研究中无可以利用的资料。药物仅在权衡利大于弊时给予。

**D**：对人类胎儿的危险有肯定的证据，其尽管有害，但对孕妇肯定有利，方予应用（如对生命垂危或疾病严重而无法应用较安全的药物或药物无效时）。

**X**：动物或人的研究中已证实可使胎儿异常，或基于人类的经验知其对胎儿有危险，对人或对两者均有害，而且该药物对孕妇的应用，其危险明显地大于任何有益之处。该级别药禁用于已妊娠或将妊娠的妇女。

## 2. 哺乳期妇女用药安全分级

**L1 最安全**：该类药物已被很多母乳妈妈使用，且并未发现该类药物增加婴儿的副作用。大量药物研究未能证实对婴儿存在风险，该类药物对母乳婴儿有害的可能性甚微，或者婴儿口服不吸收。

**L2 比较安全**：药物研究针对部分母乳妈妈，并未发现该类药物增加婴儿的副作用，和/或因母乳妈妈使用该类药物导致风险的证据甚少。

**L3 中等安全**：目前尚没有针对母乳妈妈药物研究，该类药物可能存在对母乳婴儿不确定影响，或者药物研究显示只有轻微的、非致命性的副作用，该类药物只有在权衡可能的益处大于对婴儿可能的风险后方可使用。

**L4 可能有危险**：对母乳婴儿或母乳妈妈的风险有明确证据，但尽管如此，该类药物对母乳妈妈用药有益处，例如母乳妈妈处于危及生命疾病情况或严重疾病下，而其他较安全药物不能使用或无效。

**L5　禁忌：**对母乳妈妈的药物研究证实对婴儿有确定的危害或该类药物对婴儿产生明显的损害风险高，母乳妈妈使用这类药物风险明显大于哺乳的好处。该类药物禁止用于母乳妈妈。

注：分类依据来源于 Medications and Mothers' Milk（Thomas W.Hale）。

## 五、相关法律法规文件

- 《中华人民共和国药品管理法》(2019 年)。
- 《中华人民共和国药品管理法实施条例》(2019 年修订版)。
- 《医疗机构药事管理规定》(2016 年)。
- 《处方管理办法》(2006 年)。
- 《长期处方管理规范(试行)》(2021 年)。
- 《医院处方点评管理规范(试行)》(2010 年)。
- 《抗菌药物临床应用指导原则(2015 年版)》(2015 年)。
- 《麻醉药品和精神药品管理条例》(2005 年版,于 2013 年、2016 年两次修订)。
- 《医疗机构麻醉药品、第一类精神药品管理规定》(2005 年)。
- 《麻醉药品临床应用指导原则》(2007 年)。
- 《精神药品临床应用指导原则》(2007 年)。
- 《医疗用毒性药品管理办法》(1988 年)。
- 《药品不良反应报告和监测管理办法》(2011 年)。

## 六、相关常用网站

- ➤ 中华人民共和国国家卫生健康委员会
- ➤ 国家药品监督管理局
- ➤ 中华医学会
- ➤ 中华口腔医学会
- ➤ 临床药师网
- ➤ FDA

第二部分
# 牙科临床常用药

# 一、止痛药

## 1. WHO 疼痛分级

本手册采用"五点口述分级评分法"(the 5 point verbal rating scales, VRS-5)。

> **0 度**：无痛。
> **Ⅰ度**：轻度痛，为间歇痛，可不用药。
> **Ⅱ度**：中度痛，为持续痛，影响休息，需用止痛药。
> **Ⅲ度**：重度痛，为持续痛，不用药不能缓解疼痛。
> **Ⅳ度**：严重痛，为持续剧痛伴血压、脉搏等变化。

## 2. 止痛药用药原则

➤ 首选口服。
➤ 按阶梯给药。
➤ 按时给药。
➤ 个体化给药。
➤ 注意细节,评估危险因素。

## 3. 非甾体类抗炎药

➤ 药物超量给药效果提升不显著,同时显著增加不良反应发生可能,故不宜超剂量用药。
➤ 此类药物不能叠加使用。
➤ 常用非甾体类抗炎药(NSAIDs, nonsteroidal anti-inflammatory drugs):
  ● 布洛芬;
  ● 对乙酰氨基酚;
  ● 双氯芬酸。

## 4. 常用止痛药

- ➤ **轻度疼痛**
    - 布洛芬；
    - 对乙酰氨基酚；
    - 双氯芬酸。
- ➤ **中度疼痛**
    - 洛芬待因。
- ➤ **重度疼痛**
    - 吗啡。
- ➤ **神经疼痛**
    - 卡马西平。

## 4.1　布洛芬（Ibuprofen）

OTC

NSAIDs

妊娠 C/ 妊娠晚期 D

哺乳 L1

适合轻度疼痛

代表药物：布洛芬缓释胶囊

　　商品名：芬必得

　　　剂型：缓释胶囊

医保分类：乙类

是否基药：非基药

处方：

Rx

　　布洛芬缓释胶囊 400mg×20 粒

　　Sig　400mg　po bid

\* po：口服，bid：每日 2 次。

**注意：**

- ✓ 本品安全有效，推荐首选用于轻度疼痛患者。
- ✓ 如疼痛较重，可 1 次 800mg，但每日不宜超过 2 400mg。
- ✓ 如仍不能控制疼痛，可以更换为洛芬待因缓释片（参见"洛芬待因"）。
- ✓ 警惕过敏及交叉过敏。
- ✓ 凝血障碍禁用。
- ✓ 一般不得长期使用。
- ✓ 一般建议餐中或餐后服用。
- ✓ 一般建议早晚服用。
- ✓ 不得同时服用其他非甾体类抗炎药。
- ✓ 必须整粒服下，不得打开、咀嚼或溶解后服用。
- ✓ 服药期间不得饮酒或含酒精饮料。

## 4.2　对乙酰氨基酚（Paracetamol）

OTC

NSAIDs

妊娠 C

哺乳 L1

适合轻度疼痛

代表药物: 对乙酰氨基酚缓释片

　　商品名: 泰诺林

　　　剂型: 缓释片

医保分类: 乙类

是否基药: 基药

处方:

> Rx
> 　　对乙酰氨基酚缓释片 650mg×20 片
> 　　Sig　650mg　po tid

　　*po: 口服, tid: 每日 3 次。

**注意：**

- ✓ 本品安全有效，推荐首选用于轻度疼痛患者。
- ✓ 每日不得超过 2 000mg。
- ✓ 如仍不能控制疼痛，可以更换为洛芬待因缓释片（参见"洛芬待因"）。
- ✓ 警惕过敏及交叉过敏。
- ✓ 凝血障碍禁用。
- ✓ 一般不得长期使用。
- ✓ 注意肝功能损害。
- ✓ 不得同时服用其他非甾体类抗炎药。
- ✓ 必须整片服下，不得掰开、咀嚼或溶解后服用。
- ✓ 服药期间不得饮酒或含酒精饮料。

## 4.3　双氯芬酸（Diclofenac）

处方药

NSAIDs

妊娠 C/ 妊娠晚期 D

哺乳 L2

适合轻度疼痛

代表药物：双氯芬酸钠缓释胶囊
　　商品名：英太青
　　　剂型：缓释胶囊
医保分类：甲类
是否基药：基药

处方：

Rx
　　双氯芬酸钠缓释胶囊 50mg×20 粒
　　Sig　50mg　po bid

　　* po：口服，bid：每日 2 次。

**注意：**

- ✓ 每日不宜超过 100mg。
- ✓ 如仍不能控制疼痛，可以更换为洛芬待因缓释片（参见"洛芬待因"）。
- ✓ 警惕过敏及交叉过敏。
- ✓ 一般不得长期使用。
- ✓ 避免与其他非甾体类抗炎药合用。
- ✓ 14 岁以下儿童不推荐使用。
- ✓ 老年人慎用。
- ✓ 本品不建议与食物同服。
- ✓ 必须整粒服下，不得打开、咀嚼或溶解后服用。
- ✓ 本品可影响糖尿病及高血压药物疗效，合并使用时请慎重考虑。

## 4.4 洛芬待因（Compound Codeine Phosphate And Ibuprofen）

处方药

NSAIDs

弱阿片类复方制剂

妊娠 C

哺乳 L4

适合中度疼痛

代表药物：洛芬待因缓释片

（含可待因 13mg、布洛芬 200mg）

　　商品名：思为普

　　　剂型：缓释片

医保分类：乙类

是否基药：非基药

处方：

```
Rx
   洛芬待因缓释片　复方×10 片
   Sig　2 片 po bid
```

　　* po：口服，bid：每日 2 次。

**注意：**

- ✓ 18 岁以下禁用。
- ✓ 如果疼痛较重，可以增加剂量到每次 4 片，早、晚各 1 次。
- ✓ 警惕过敏及交叉过敏。
- ✓ 一般不得长期使用。
- ✓ 避免与其他非甾体类抗炎药合用。
- ✓ 必须整片服下，不得掰开、咀嚼或溶解后服用。
- ✓ 本药品中可待因为速释层，能迅速镇痛，布洛芬为缓释层，长效镇痛，两者复方组合有协同作用。
- ✓ 对疼痛减缓需求高的患者推荐首选。

## 4.5　吗啡（Morphine）

处方药

阿片类

麻醉药品

妊娠 C

哺乳 L3

适合重度疼痛


代表药物：硫酸吗啡缓释片

　　商品名：美施康定

　　　剂型：缓释片

医保分类：甲类

是否基药：基药


处方：

> Rx
>
> 硫酸吗啡缓释片 10mg×10 片
>
> Sig　10mg　po bid

　　* po：口服，bid：每日 2 次。

**注意:**

- ✓ 宜从每 12 小时服用 10mg 或 20mg 开始,根据镇痛效果调整剂量,个体间存在较大差异。
- ✓ 本品为国家特殊管理的麻醉药品,务必严格遵守国家对麻醉药品的管理条例。

## 4.6　卡马西平（Carbamazepine）

处方药

抗癫痫类

妊娠 D

哺乳 L2

适合神经疼痛

代表药物：卡马西平片

　　商品名：得理多

　　　剂型：片剂

医保分类：甲类

是否基药：基药

处方：

Rx

　　卡马西平片 200mg × 20 片

　　Sig　　100mg　　po bid

　　* po：口服，bid：每日 2 次。

**注意：**

✓ 本品为抗癫痫药物，并非常规意义的止痛药，常用于三叉神经痛和舌咽神经痛。

✓ 疼痛剧烈可考虑开始 1 次 100mg，每日 2 次，第 2 日后每隔 1 日增加 100～200mg，直至疼痛缓解。

✓ 每日最高不超过 1 200mg。

✓ 维持剂量每日 400～800mg，分次服用。

✓ 如果经验不足，建议转诊专科医生。

✓ 特别注意：卡马西平有中毒性表皮坏死松解症的罕见不良反应，建议用前进行 HLA-B*1502 基因测试，阳性患者不宜使用。

## 5. 止痛药给药方案

- ➤ 首选用药为布洛芬、对乙酰氨基酚和双氯芬酸其中之一。
- ➤ 如果疼痛不能有效控制或疼痛敏感患者,可以调整为洛芬待因。
- ➤ 牙科疼痛大部分属于轻、中度疼痛,一般不给予强阿片类药,且宜选择口服制剂。
- ➤ 非甾体类抗炎药不宜超剂量用药。
- ➤ 止痛药应对症治疗,一般连续服用不超过 5 日。
- ➤ 疼痛较为剧烈并且需要尽快镇痛,可选洛芬待因。
- ➤ 缓释制剂必须整片吞服,不可掰开、碾碎或咀嚼。
- ➤ 牙科疼痛建议患者及时进行局部治疗。
- ➤ 慢性头面部疼痛涉及较复杂的诊断与治疗方案,建议转诊专科医生。
- ➤ 如为神经痛,可考虑使用或加用卡马西平,或转诊专科医生。

## 二、抗感染药

抗感染药包括两大类，即**抗菌药**和**抗病毒药**。抗菌药又分为**抗细菌药**和**抗真菌药**。

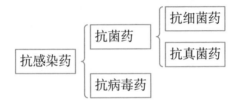

# 1. 抗菌药

## 1.1 抗菌药分级管理

> **非限制级：**安全、有效，对病原菌耐药影响小，价格便宜的品种。有抗菌药处方权的医师均可开具。

> **限制级：**安全、有效，对病原菌耐药影响大或价格较高品种。主治及以上职称有抗菌药处方权的医师可开具。

> **特殊级：**有明显或严重不良反应；抗菌作用强、抗菌谱广，容易耐药；疗效、安全性临床资料少，不优于现有品种；需进一步考证的、价格昂贵的品种。高级职称有抗菌药处方权的医师可开具。

> \*注意：特殊级抗菌药不得在门诊使用。

## 1.2 抗菌药用药原则

> 诊断为感染方可使用抗菌药。

> 尽早查明感染病原。

> 大多数轻、中度感染，应予口服给药。

> 单一药物可以控制的感染不需联合用药。

## 1.3 常用抗菌药

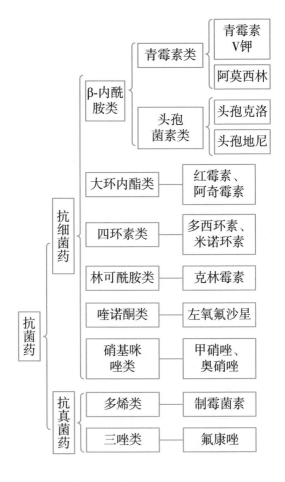

### 1.3.1 青霉素 V 钾(Penicillin V Potassium)

处方药

非限制级

β- 内酰胺类抗菌药 - 青霉素类

妊娠 B 级

哺乳 L2

代表药物: 青霉素 V 钾片

 商品名: 无

  剂型: 片剂

医保分级: 甲类

是否基药: 基药

处方:

> Rx
>
>  青霉素 V 钾片 250mg×20 片
>
>  Sig 250~500mg po tid

 * po: 口服, tid: 每日 3 次。

**注意：**

- ✓ 本品为口服青霉素类药物，仍可发生严重过敏反应，须详细询问过敏史，宜经青霉素皮试阴性后使用。
- ✓ 有哮喘、湿疹、花粉症、荨麻疹等过敏性疾病史者慎用。
- ✓ 本品能分泌入乳汁，哺乳期妇女需权衡利弊。

### 1.3.2　阿莫西林（Amoxicillin）

处方药

非限制级

β- 内酰胺类抗菌药 - 青霉素类

妊娠 B 级

哺乳 L1

代表药物：阿莫西林胶囊

　　商品名：阿莫仙

　　　剂型：胶囊

医保分级：甲类

是否基药：非基药

处方：

Rx

　　阿莫西林胶囊 250mg × 20 粒

　　Sig　500mg　po tid

\* po：口服，tid：每日 3 次。

**注意：**

- ✓ 本品为口服青霉素类药物，仍可发生严重过敏反应，须详细询问过敏史，宜经青霉素皮试阴性后使用。
- ✓ 本品能穿透胎盘、分泌入乳汁，孕妇及哺乳期妇女需权衡利弊。
- ✓ 本品吸收良好，临床效果佳，推荐首选用药。

### 1.3.3　头孢克洛（Cefaclor）

处方药

非限制级

β- 内酰胺类抗菌药 - 头孢菌素类

妊娠 B 级

哺乳 L1

代表药物：头孢克洛胶囊

　　商品名：希刻劳

　　剂型：胶囊

医保分类：乙类

是否基药：非基药

处方：

Rx

　　头孢克洛胶囊 250mg×20 粒

　　Sig　250mg　po tid

　　\* po：口服，tid：每日 3 次。

**注意:**

- ✓ 本品为口服 β- 内酰胺类药物,仍可发生严重过敏反应,须详细询问过敏史后使用。
- ✓ 如果患者对青霉素类严重过敏,应禁用头孢类抗菌药。
- ✓ 如果患者对青霉素类一般过敏,可根据病情慎重地选用头孢类抗菌药。
- ✓ 本品少量分泌入乳汁,哺乳期妇女需谨慎。
- ✓ 本品吸收良好,临床效果佳,推荐首选用药。

### 1.3.4 头孢地尼（Cefdinir）

处方药

限制级

β- 内酰胺类抗菌药 - 头孢菌素类

妊娠 B 级

哺乳 L1

代表药物：头孢地尼分散片

　　商品名：希福尼

　　　剂型：分散片

医保分类：乙类

是否基药：非基药

处方：

> Rx
>
> 　头孢地尼分散片 100mg×20 片
>
> 　Sig　100mg　po tid

　\* po：口服，tid：每日 3 次。

**注意：**

- ✓ 本品为口服 β- 内酰胺类药物，仍可发生严重过敏反应，须详细询问过敏史后使用。
- ✓ 如果患者对青霉素类严重过敏，应禁用头孢类抗菌药。
- ✓ 如果患者对青霉素类一般过敏，可根据病情慎重地选用头孢类抗菌药。
- ✓ 虽然 FDA 对本品评级为比较安全，但国内对本品孕妇及哺乳期妇女安全性尚未确立，用药仍需谨慎。
- ✓ 本品为头孢三代，限制级抗菌药，不推荐用于预防用药。

### 1.3.5 红霉素(Erythromycin)

处方药

非限制级

大环内酯类抗菌药

妊娠 B 级

哺乳 L3

代表药物:红霉素肠溶片

　商品名:无

　　剂型:片剂

医保分类:甲类

是否基药:非基药

处方:

Rx

　红霉素肠溶片 250mg×20 片

　Sig　500～750mg　po tid

\* po:口服,tid:每日 3 次。

**注意：**

- ✓ 本品为口服大环内酯类药物，不需皮试，但仍有过敏反应报道，需详细询问过敏史。
- ✓ 本品对心脏毒性需警惕，不宜用于心动过缓、心律失常或心功能不全患者或用于同时服用已知延长 QT 间期的活性物质，如抗精神病药物、抗抑郁药物、喹诺酮类药物等。
- ✓ 老年患者对药物相关 QT 间期影响更敏感，故老年患者慎用。
- ✓ 本品用药期间应随访肝脏功能。
- ✓ 本品可通过胎盘和分泌入乳汁，孕妇及哺乳期妇女使用应权衡利弊。
- ✓ 本品目前耐药形势严峻，不推荐首选。

## 1.3.6 阿奇霉素（Azithromycin）

处方药

非限制级

大环内酯类抗菌药

妊娠 B 级

哺乳 L2

代表药物：阿奇霉素片

　　商品名：希舒美

　　　剂型：片剂

医保分类：甲类

是否基药：基药

处方：

> Rx
> 　阿奇霉素片 250mg×6 片
> 　Sig　250mg　po qd

　　* po：口服，qd：每日 1 次。

**注意：**

✓ 本品为口服大环内酯类药物，不需皮试，但仍有过敏反应报道，需详细询问过敏史。

✓ 本品对心脏毒性需警惕，不宜用于心动过缓、心律失常或心功能不全患者，或同时服用已知延长 QT 间期的活性物质的患者，如抗精神病药物、抗抑郁药物、喹诺酮类药物等。

✓ 老年患者对药物相关 QT 间期影响更敏感，故老年患者慎用。

✓ 本品也不适宜用于明显肝脏疾病患者。

✓ 本品耐药及安全性应引起注意，不推荐首选。

✓ 本品宜饭前 1 小时或饭后 2 小时服用。

## 1.3.7  多西环素（Doxycycline）

处方药

非限制级

四环素类抗菌药

妊娠 D 级

哺乳 L3

代表药物：盐酸多西环素片

　　商品名：强力霉素

　　　剂型：片剂

医保分类：甲类

是否基药：基药

处方：

> Rx
>
> 　盐酸多西环素片 100mg×12 片
>
> 　Sig　100mg　po bid

　* po：口服，bid：每日 2 次。

**注意:**

- ✓ 本品为口服四环素类药物,不需皮试,但仍可发生过敏反应,建议患者服用本品期间不要直接暴露于阳光或紫外线下,一旦皮肤有红斑应立即停药。
- ✓ 长期使用本品需随访检查血常规及肝功能。
- ✓ 本品可通过胎盘,孕妇不宜使用。
- ✓ 本品可大量分泌入乳汁,哺乳期妇女使用应暂停哺乳。
- ✓ 本品 8 岁以下儿童禁用。
- ✓ 本品对牙周感染有多重作用,但目前国内耐药形势严峻,不推荐首选,可作为过敏患者的替代用药。

### 1.3.8　米诺环素（Minocycline）

处方药

限制级

　＊注：牙科医生使用的米诺环素是外用剂型，不纳入分级管理，非限制级处方权的医师可以开具

四环素类抗菌药

局部用药

妊娠 D 级

哺乳 L3

代表药物：盐酸米诺环素软膏
　　商品名：派丽奥
　　　剂型：软膏（局部用药）
医保分类：自费
是否基药：非基药

处方：

```
Rx
    盐酸米诺环素软膏 500mg×1 支
    Sig　100mg 牙周袋内给药 qw
```

　＊qw：每周 1 次。

**注意:**

- ✓ 牙科医生使用的米诺环素是外用剂型,不纳入分级管理,有处方权的医师可以开具。
- ✓ 不需皮试,但仍可发生过敏反应。
- ✓ 本品孕妇及哺乳期妇女用药安全性尚未确立,需权衡利弊后使用。
- ✓ 本品 8 岁以下儿童禁用。
- ✓ 本品为牙周袋内局部使用药物,推荐为牙周炎首选治疗药物。
- ✓ 不推荐用于预防用药及牙周炎外的其余口腔感染。

## 1.3.9　克林霉素（Clindamycin）

处方药

非限制级

林可酰胺类抗菌药

妊娠 B 级

哺乳 L2

代表药物：盐酸克林霉素胶囊

　　商品名：无

　　　剂型：胶囊

医保分类：甲类

是否基药：非基药

处方：

> Rx
>
> 　盐酸克林霉素胶囊 150mg×10 粒
>
> 　Sig　300mg　po qid

　　* po：口服，qid：每日 4 次。

**注意：**

- ✓ 本品为林可酰胺类药物，不需皮试，但仍可能过敏，需详细询问过敏史，林可霉素过敏者禁用。
- ✓ 本品试验显示对胎儿无影响，但人类研究缺乏经验，故孕妇慎用。
- ✓ 本品可分泌入乳汁，哺乳期妇女用药需权衡利弊。
- ✓ 本品目前国内耐药形势严峻，不推荐首选，可作为青霉素、头孢菌素过敏患者的替代用药。

### 1.3.10　左氧氟沙星（Levofloxacin）

处方药

非限制级

喹诺酮类抗菌药

妊娠 C 级

哺乳 L3

代表药物：左氧氟沙星片
　　商品名：可乐必妥
　　　剂型：片剂
医保分类：甲类
是否基药：非基药

处方：

> Rx
> 　左氧氟沙星片 500mg×4 片
> 　Sig　500mg　po qd

　\* po：口服，qd：每日 1 次。

**注意：**

- ✓ 本品最大剂量可增至每日 750mg。
- ✓ 本品为喹诺酮类药物，不需皮试，但仍可能过敏，需详细询问过敏史。
- ✓ 孕妇禁用。
- ✓ 哺乳期妇女用药需暂停哺乳。
- ✓ 本品 18 岁以下未成年人禁用。
- ✓ 喹诺酮类药物可引起少见的光毒性反应，用药后避免阳光暴晒和人工紫外线。
- ✓ 本品目前国内耐药形势严峻，不推荐首选，可作为青霉素、头孢菌素过敏患者的替代用药。

### 1.3.11　甲硝唑（Metronidazole）

处方药

非限制级

硝基咪唑类抗厌氧菌药物

妊娠 B 级

哺乳 L2

代表药物：甲硝唑片

　商品名：信谊

　　剂型：片剂

医保分类：甲类

是否基药：基药

处方：

Rx

　甲硝唑片 200mg×10 片

　Sig　200mg　po tid

\* po：口服，tid：每日 3 次。

**注意：**

✓ 本品为口服硝基咪唑类药物，不需皮试。

✓ 本品禁用于活动性中枢神经系统疾病患者和血液病患者。

✓ 虽然 FDA 对本品评级为比较安全，但国内共识为禁用于孕妇及哺乳期患者。

✓ 服用本品期间需禁酒。

✓ 本品为抗厌氧菌药物，一般可与 β- 内酰胺类药物联用，可作为首选药物。

## 1.3.12　奥硝唑（Ornidazole）

处方药

非限制级

硝基咪唑类抗厌氧菌药物

妊娠 B 级

哺乳 L2

代表药物：奥硝唑分散片
　　商品名：泰方
　　　剂型：分散片
医保分类：乙类
是否基药：非基药

处方：

Rx
　　奥硝唑分散片 250mg×20 片
　　Sig　500mg　po bid

　＊ po：口服，bid：每日 2 次。

**注意：**

- ✓ 本品为口服硝基咪唑类药物，不需皮试。
- ✓ 本品禁用于脑和脊髓发生病变患者。
- ✓ 虽然 FDA 对本品评级为比较安全，但国内共识为禁用于孕妇及哺乳期患者。
- ✓ 服用本品期间禁酒。
- ✓ 本品不良反应较甲硝唑轻。
- ✓ 本品为抗厌氧菌药物，一般与 β- 内酰胺类药物联用，可作为首选药物。

## 1.3.13　制霉菌素（Nystatin）

处方药

非限制级

多烯类抗真菌药

局部用药

妊娠 C 级

哺乳 L1

代表药物：制霉菌素片

　　商品名：无

　　　剂型：片剂

医保分类：甲类

是否基药：非基药

处方：

Rx

　制霉菌素片 50 万 U×100 片

　Sig　50 万～100 万 U 含服 tid

　* tid：每日 3 次。

**注意：**

- ✓ 本品属于局部用药，不需皮试。
- ✓ 本品胃肠道不吸收，吞咽后对全身真菌感染无治疗作用。
- ✓ 口腔局部使用药物用药后半小时内不宜饮食、漱口。
- ✓ 本品可作为口腔真菌感染的首选药物。

### 1.3.14 氟康唑（Fluconazole）

处方药

非限制级

三唑类抗真菌药

妊娠 C 级 /D 级

哺乳 L2

代表药物：氟康唑分散片

　　商品名：弘旭光

　　　剂型：分散片

医保分类：乙类

是否基药：基药

处方：

Rx

　　氟康唑分散片 50mg×6 片

　　Sig　50mg 含服 qd

\* qd：每日 1 次。

**注意：**

✓ 本品不需皮试，但仍需详细询问过敏史。

✓ 本品局部使用用于口腔念珠菌感染，用药后半小时不宜饮食、漱口。

✓ 本品可以局部使用，与制霉菌素效果类似，有报道远期疗效更佳。

✓ 本品可作为口腔真菌感染的首选药物。

✓ 本品孕妇应避免使用。

✓ 本品在乳汁中的浓度与其在血浆中的浓度相似，故不推荐哺乳期妇女使用。

## 1.4 抗菌药给药方案

➢ 用于牙科抗感染治疗，成人推荐首选阿莫西林及二代头孢菌素如头孢克洛，过敏患者可选用阿奇霉素或克林霉素替代；根据情况可联用抗厌氧菌药物甲硝唑或奥硝唑。

➢ 使用阿莫西林等青霉素类药物前必须详细询问过敏史，有条件的尽可能皮试；使用头孢菌素类药物前同样建议详细询问过敏史。

➢ 如果患者对青霉素类严重过敏，应禁用头孢类抗菌药；如果患者对青霉素类一般过敏，可根据病情慎重地选用头孢类抗菌药。

➢ 左氧氟沙星等喹诺酮类药物原则上不用于预防感染用药。

## 2. 抗病毒药

### 2.1 抗病毒药分类

根据对不同病毒的作用,抗病毒药可分为两大类:抗非逆转录病毒药和抗逆转录病毒药。前者以阿昔洛韦和伐昔洛韦为代表,后者以齐多夫定为代表。

### 2.2 常用抗病毒药

➢ 伐昔洛韦

# 伐昔洛韦（Valaciclovir）

处方药

核苷类抗病毒药

妊娠 B 级

哺乳 L2

代表药物：盐酸伐昔洛韦片
　　商品名：丽珠威
　　　剂型：片剂
医保分类：乙类
是否基药：非基药

处方：

Rx
　　盐酸伐昔洛韦片 300mg×6 片
　　Sig　300mg　po bid（饭前空腹）

* po：口服，bid：每日 2 次。

**注意：**

✓ 严重免疫功能缺陷者长期或多次使用本药可能导致单纯疱疹病毒和带状疱疹耐药。

✓ 给药期间应给予患者（尤其是老年人）充足的水，防止伐昔洛韦在肾小管内沉积。

✓ 本药对单纯疱疹病毒的潜伏期感染无明显效果，不能根除病毒。

✓ 本药可通过胎盘，孕妇慎用。

✓ 本品在乳汁中的浓度与其在血浆中的浓度相似，故不推荐哺乳期妇女使用。

# 三、抗组胺药

## 1. 抗组胺药分类

➢ **第一代抗组胺药**：因具有中枢抑制和抗胆碱作用，可引起嗜睡、口干等副作用，且作用时间短，每日需服药 2～4 次，使其应用受到了一定的限制。

➢ **第二代抗组胺药**：最突出的特点是中枢抑制作用轻微，且多数为长效制剂，每日只需服用 1～2 次，给患者带来方便。但其中部分因为发现心脏毒性已停用，现使用的药品主要为西替利嗪、氯雷他定等。

## 2. 抗组胺药使用注意事项

➢ 高空作业、驾驶员、机械操作者禁用或慎用。

➢ 此类药剂量不宜过大，否则可出现中枢神经系统抑制症状。

➢ 尽可能避免与复方感冒制剂同用，因许多复方感冒制剂中含有氯苯那敏等抗组胺药。

➢ 避免与对中枢神经系统有抑制作用的饮料（如酒精饮料）、镇静催眠抗惊厥药（如地西泮）、抗精神失常药（如氯丙嗪）同用，否则有可能引起头昏、全身乏力、运动失调、视力模糊、复视等中枢神经过度抑制症状。儿童、老年人、体弱者更易发生。

➢ 避免与抗胆碱类（如阿托品）、三环类抗抑郁药（如阿米替林）同用，否则可出现口渴、便秘、排尿困难、心动过缓、青光眼症状加重、记忆力功能障碍等副作用。

## 3. 常用抗组胺药

> 苯海拉明；
> 赛庚啶；
> 西替利嗪；
> 氯雷他定；
> 非索非那定。

## 3.1　苯海拉明（Diphenhydramine）

OTC

第一代抗组胺药

妊娠 B 级

哺乳 L3

代表药物：盐酸苯海拉明片
　　商品名：无
　　　剂型：片剂
医保分类：甲类
是否基药：基药

处方：

> Rx
> 　盐酸苯海拉明片 25mg×10 片
> 　Sig　25mg　po bid

　＊ po：口服，bid：每日 2 次。

**注意：**

- ✓ 本品为抗过敏药物，但仍可能过敏，需详细询问过敏史。
- ✓ 高空作业、驾驶员、机械操作者禁用或慎用。
- ✓ 本品为第一代抗组胺药，可引起头晕等症状，避免与对中枢神经系统有抑制作用的饮料（如酒精饮料）、镇静催眠抗惊厥药（如地西泮）、抗精神失常药（如氯丙嗪）同用。

## 3.2 赛庚啶（Cyproheptadine）

OTC

第一代抗组胺药

妊娠 B 级

哺乳 L3

代表药物：盐酸赛庚啶片

　　商品名：无

　　　剂型：片剂

医保分类：甲类

是否基药：基药

处方：

> Rx
>
> 　盐酸赛庚啶片 2mg × 10 片
>
> 　Sig　2mg　po bid

　\* po：口服，bid：每日 2 次。

**注意：**

- ✓ 本品为抗过敏药物，但仍可能过敏，需详细询问过敏史。
- ✓ 虽然 FDA 对本品的孕妇分级为 B 级，但我国说明书规定为孕妇及哺乳期妇女禁用。
- ✓ 高空作业、驾驶员、机械操作者禁用或慎用。
- ✓ 根据患者情况，可以选择一日 2 次或一日 3 次口服。
- ✓ 本品为第一代抗组胺药，可引起头晕等症状，避免与对中枢神经系统有抑制作用的饮料（如酒精饮料）、镇静催眠抗惊厥药（如地西泮）、抗精神失常药（如氯丙嗪）同用。

## 3.3　西替利嗪（Cetirizine）

OTC

第二代抗组胺药

妊娠 B 级

哺乳 L2

代表药物：盐酸西替利嗪片

　　商品名：仙特明

　　　剂型：片剂

医保分类：乙类

是否基药：非基药

处方：

> Rx
>
> 盐酸西替利嗪片 10mg×10 片
>
> Sig　10mg　po qd

　＊ po：口服，qd：每日 1 次。

**注意：**

- ✓ 本品为抗过敏药物，但仍可能过敏，需详细询问过敏史。

- ✓ 虽然 FDA 对本品的孕妇分级为 B 级，但我国说明书规定为妊娠前 3 个月及哺乳期妇女不应使用。

- ✓ 高空作业、驾驶员、机械操作者慎用。

- ✓ 本品为第二代抗组胺药，虽不会强化中枢神经系统有抑制作用的饮料（如酒精饮料）、镇静催眠抗惊厥药（如地西泮）、抗精神失常药（如氯丙嗪）的作用，但仍应小心。

## 3.4 氯雷他定(Loratadine)

OTC

第二代抗组胺药

妊娠 B 级

哺乳 L1

代表药物:氯雷他定片

  商品名:开瑞坦

    剂型:片剂

医保分类:甲类

是否基药:基药

处方:

Rx

  氯雷他定片 10mg × 10 片

  Sig  10mg  po qd

\* po:口服,qd:每日 1 次。

**注意：**

- ✓ 本品为抗过敏药物，但仍可能过敏，需详细询问过敏史。
- ✓ 虽然 FDA 对本品的孕妇分级为 B 级，但说明书规定为孕妇及哺乳期妇女慎用。
- ✓ 高空作业、驾驶员、机械操作者慎用。
- ✓ 本品为第二代抗组胺药，虽不会强化中枢神经系统有抑制作用的饮料（如酒精饮料）、镇静催眠抗惊厥药（如地西泮）、抗精神失常药（如氯丙嗪）的作用，但仍应小心。

## 3.5 非索非那定（Fexofenadine）

OTC
第二代抗组胺药
妊娠C级
哺乳L2

代表药物：盐酸非索非那定片
　商品名：莱多菲
　　剂型：片剂
医保分类：自费
是否基药：非基药

处方：

> Rx
> 　盐酸非索非那定片 60mg×10 片
> 　Sig　120mg　po qd

　\* po：口服，qd：每日1次。

**注意：**

- ✓ 本品为抗过敏药物，但仍可能过敏，需详细询问过敏史。
- ✓ 本品安全性试验资料缺乏，不推荐孕妇及哺乳期妇女使用。
- ✓ 高空作业、驾驶员、机械操作者慎用。
- ✓ 本品为第二代抗组胺药，无证据显示会强化中枢神经系统有抑制作用的饮料（如酒精饮料）、镇静催眠抗惊厥药（如地西泮）、抗精神失常药（如氯丙嗪）的作用，但仍应小心。

## 四、局部麻醉药

### 1. 局部麻醉药合理应用

➤ 在具有抢救设施并准备好抢救药品的情况下使用。

➤ 用药前注意询问过敏史、全身疾病史和用药史，向患者解释使用局部麻醉药物的风险，在患者知情同意的情况下使用。

➤ 应熟悉所用局部麻醉药物的性能、可能发生的不良反应等必要知识。

➤ 组织内注射给药时要在回抽无血后缓慢注射。注射的同时严密观察患者的临床状况，一旦出现毒性反应，及时停药。

➤ 注意个体化用药，结合患者用药史及同时用药情况选择与所用药物无相互作用的局部麻醉剂，并在保证局麻效果的前提下使用其最低有效浓度、最小用药剂量。

> 出现不良反应时应严密观察患者,对危及循环、呼吸系统的重症患者,组织有效的抢救。

> 可与其他镇痛措施综合使用,用于对疼痛敏感的患者因牙髓炎、根尖周疾病和牙周炎等需行口腔治疗时,可在操作前口服 1~2 次非甾体类抗炎药,并根据所需无痛操作的时间选择适宜麻醉剂,例如将利多卡因、甲哌卡因、阿替卡因与 1/100 000 肾上腺素合用局部浸润,均可达到约 1 小时的无痛操作时间;如采用布比卡因与 1/100 000 肾上腺素合用进行传导阻滞麻醉,无痛操作时间可达到 1.5 小时以上。如果在操作完成时再追加 1 剂布比卡因,可达到 12 小时无痛。如继续配合口服非甾体类抗炎药数日,可达到非常满意的控制疼痛效果。

## 2. 局部麻醉药应用类型

➢ 表面麻醉：一般是将局部麻醉药涂布于黏膜表面，穿过黏膜麻醉神经末梢产生无痛状态。

➢ 浸润麻醉：注射局部麻醉药物于组织内，直接麻醉注射区域神经末梢。

➢ 传导麻醉：也称阻滞麻醉，注射局部麻醉药于神经干附近，阻滞神经干传导功能，使其支配区域达到麻醉效果。

## 3. 常用局部麻醉药

➢ 利多卡因；
➢ 布比卡因；
➢ 阿替卡因；
➢ 甲哌卡因；
➢ 苯佐卡因。

## 3.1 利多卡因(Lidocaine)

处方药

局部麻醉药

妊娠 B 级

哺乳 L2

代表药物 1:盐酸利多卡因注射液

    商品名:无

      剂型:注射剂

  医保分类:甲类

  是否基药:基药

处方:

> Rx
>
>   盐酸利多卡因注射液 100mg×1 支
>
>   Sig　100mg 局麻 st

　* st:立即使用。

**注意:**

- ✓ 本品可引起过敏，需详细询问过敏史。
- ✓ 本品可透过胎盘，孕妇应慎用。
- ✓ 建议在具有抢救设施并准备好抢救药品的情况下使用。

**代表药物2：复方利多卡因乳膏**

　　　商品名：无

　　　　剂型：乳膏剂

　　医保分类：乙类

　　是否基药：非基药

处方：

> Rx
>
> 　　复方利多卡因乳膏 5g×1 支
>
> 　　Sig　1.5g/10cm$^2$ 局涂 st

　　* st：立即使用。

**注意：**

　　✓　本品可引起过敏，需详细询问过敏史。

　　✓　本品可透过胎盘，孕妇应慎用。

　　✓　本品 3 岁以下儿童禁用。

　　✓　本品不能用于开放伤口。

## 3.2 布比卡因(Bupivacaine)

处方药

局部麻醉药

妊娠C级

哺乳L2

代表药物:盐酸布比卡因注射液
　　商品名:无
　　　剂型:注射剂
医保分类:乙类
是否基药:非基药

处方:

> Rx
> 　盐酸布比卡因注射液 37.5mg×1 支
> 　Sig　2~3mg/kg 局麻 st

　* st:立即使用。

**注意:**

✓ 本品可引起过敏,需详细询问过敏史。

✓ 本药心脏毒性较明显,心脏病患者慎用。

✓ 本品 4 小时内不宜超过 175mg,加肾上腺素时不宜超过 200mg,24 小时用量应在 400mg 内。

✓ 建议在具有抢救设施并准备好抢救药品的情况下使用。

✓ 本品 12 岁以下儿童慎用。

## 3.3　阿替卡因（Articaine）

处方药

局部麻醉药

妊娠 C 级

哺乳 L3

代表药物：复方盐酸阿替卡因注射液

　　商品名：必兰

　　　剂型：注射剂

医保分类：乙类

是否基药：非基药

处方：

> Rx
>
> 　　复方盐酸阿替卡因注射液 1.7mL×1 支
>
> 　　Sig　1.7mL 局麻 st

　　* st：立即使用。

**注意:**

- ✓ 本品可引起过敏,需详细询问过敏史。
- ✓ 本品为 68mg 阿替卡因及 17μg 肾上腺素组成的复方制剂。
- ✓ 注射速度不得超过 1mL/min。
- ✓ 最大用量不得超过 7mg/kg。
- ✓ 4 岁以下儿童不推荐使用。
- ✓ 本品仅在必要时用于孕妇。
- ✓ 建议在具有抢救设施并准备好抢救药品的情况下使用。

## 3.4 甲哌卡因（Mepivacaine）

处方药

局部麻醉药

妊娠 C 级

哺乳 L3

代表药物：盐酸甲哌卡因

　商品名：斯康杜尼

　　剂型：注射剂

医保分类：自费

是否基药：非基药

处方：

Rx

　盐酸甲哌卡因 / 肾上腺素注射液

　　1.8mL×1 支

　Sig　1.8mL 局麻 st

\* st：立即使用。

**注意：**

- ✓ 本品可引起过敏，需详细询问过敏史。
- ✓ 本品为 36mg 甲哌卡因及 18μg 肾上腺素组成的复方制剂。
- ✓ 一次用量不超过 300mg。
- ✓ 不适用于 4 岁以下儿童。
- ✓ 本品仅在必要时用于孕妇。
- ✓ 建议在具有抢救设施并准备好抢救药品的情况下使用。

## 3.5　苯佐卡因（Benzocaine）

OTC

局部麻醉药

局部用药

妊娠 C 级

哺乳 L2

代表药物：复方苯佐卡因凝胶
　　商品名：立蒂诺
　　　　剂型：凝胶
医保分类：自费
是否基药：非基药

处方：

Rx
　　复方苯佐卡因凝胶 5g×1 支
　　Sig　50mg 局涂 tid

　* tid：每日 3 次。

**注意:**

✓ 成人及 2 岁以上儿童:涂于患处,每日 3~4 次,最多不超过 4 次。

✓ 对局部麻醉药(例如普鲁卡因、丁卡因、苯佐卡因或其他卡因类麻醉剂)过敏的患者禁用。

✓ 应做好口腔卫生后,视患处情况挤出适量药物,涂抹于患处,涂抹后 30 分钟内不宜漱口及饮食等,避免降低疗效。

# 五、糖皮质激素

## 1. 糖皮质激素常规用法

➢ 大剂量突击疗法：注射，适用于抢救危重患者，一般不超过 3 日（最多 5 日）。

➢ 一般剂量长期疗法：口服，适用于反复发作、累及多器官的慢性病，如红斑狼疮肾病综合征等，疗程数月或更久。

➢ 隔日疗法：口服，对某些慢性病需较长期服药，隔日一次早晨给予 1 日或 2 日总量。

➢ 小剂量替代或补充治疗：口服，用于垂体功能减退及肾上腺皮质次全切除术后。

➢ 局部用药：口腔黏膜用药等。

## 2. 糖皮质激素注意事项

➢ 除突击疗法可突然停药外，长程疗法均不能突然停药，需要经逐步减量停药。

➢ 根据世界反兴奋剂机构《2018 年禁用清单国际标准》，运动员在比赛期间禁用糖皮质激素。

## 3. 常用糖皮质激素

➢ 地塞米松；
➢ 泼尼松；
➢ 曲安奈德。

## 3.1　地塞米松（Dexamethasone）

处方药

糖皮质激素

妊娠 C 级

哺乳 L3

代表药物：醋酸地塞米松片

　　商品名：无

　　　剂型：片剂

医保分类：甲类

是否基药：基药

处方：

Rx

　　醋酸地塞米松片 0.75mg×12 片

　　Sig　0.75~3mg　po qd

　　\* 0.75~3mg：请根据患者具体情况调整剂量，并在处方中标示确定的剂量。

　　\* po：口服，qd：每日 1 次。

**注意:**

✓ 本品为激素,运动员在比赛期间禁用。

✓ 糖皮质激素副作用较大,一般不宜长期使用。

## 3.2　泼尼松（Prednisone）

处方药

糖皮质激素

妊娠 C 级 /D

哺乳 L2

代表药物：醋酸泼尼松片
　　商品名：无
　　　剂型：片剂
医保分类：甲类
是否基药：基药

处方：

> Rx
> 　醋酸泼尼松片 5mg×42 片
> 　Sig　15～40mg　po qd

　　* 15～40mg：请根据患者具体情况调整剂量，并在处方中标示确定的剂量。

　　* po：口服，qd：每日 1 次。

**注意：**

- ✓ 本品宜每日早晨顿服。
- ✓ 本品为激素，运动员在比赛期间禁用。
- ✓ 糖皮质激素副作用较大，一般不宜长期使用。
- ✓ 本品需经肝脏代谢后起效，故肝功能受损者不宜使用，可用泼尼松龙替代。

## 3.3　曲安奈德（Triamcinolone Acetonide）

处方药

糖皮质激素

妊娠 C 级

哺乳 L3

代表药物 1：曲安奈德注射液

　　商品名：康宁克通

　　　剂型：注射剂

　医保分类：乙类

　是否基药：非基药

处方：

Rx

曲安奈德注射液 40mg×1 支

Sig 40mg 局部封闭 qd

\* qd：每日 1 次。

**注意：**

- ✓ 本品为激素，运动员在比赛期间禁用。
- ✓ 用药期间应多摄取蛋白。
- ✓ 对于感染性疾病应与抗生素联合使用。
- ✓ 本品不需经肝脏代谢，故肝功能受损者可以使用，且可以局部使用。
- ✓ 长期大剂量使用糖皮质激素可使皮肤试验结果呈假阴性，如结核菌素试验和过敏反应皮试等。

代表药物 2：曲安奈德口腔软膏

　　　商品名：康宁乐
　　　　剂型：软膏
　　医保分类：乙类
　　是否基药：非基药

**处方：**

Rx

　　曲安奈德口腔软膏 5g×1 支

　　Sig　适量　局涂 tid

　　* tid：每日 3 次。

**注意：**

✓　本品为激素，运动员在比赛期间禁用。

✓　不宜大面积、长期使用。

✓　避免接触眼睛和其他黏膜（如鼻）。

✓　用药部位如若有灼烧感、红肿等情况应立即停药，并将局部药物洗净，必要时向医师咨询。

# 六、牙科局部用药

局部用药在牙科使用比较多，这里按照分类进行列举，包括以下几种：

## 1. 消毒防腐药

- ➢ 氯己定含漱液；
- ➢ 聚维酮碘含漱液；
- ➢ 硼砂含漱液；
- ➢ 碘甘油；
- ➢ 碳酸氢钠；
- ➢ 过氧化氢。

## 2. 局部止痛药

- ➢ 利多卡因；
- ➢ 苯佐卡因。

## 3. 抗菌药

- ➢ 米诺环素；
- ➢ 制霉菌素。

## 4. 糖皮质激素

➤ 曲安奈德。

## 5. 止血药

➤ 氨甲环酸。

# 1. 消毒防腐药

## 1.1　氯己定（Chlorhexidine）含漱液

OTC

消毒防腐药物

妊娠 B 级

哺乳 L2

代表药物：复方氯己定含漱液

　　商品名：口泰

　　　剂型：含漱液

医保分类：乙类

是否基药：非基药

处方：

Rx

　　复方氯己定含漱液 300mL×1 瓶

　　Sig　10～20mL 含漱 bid

　*bid：每日 2 次。

**注意:**

- ✓ 本品不能吞服。

- ✓ 应避免本品接触眼睛和其他敏感组织。

- ✓ 本品含甲硝唑,孕妇及哺乳期妇女慎用本品,应注意不要误吞本品。

- ✓ 小儿误饮本品后,可出现酒精中毒症状(如口齿不清、嗜睡、步态摇晃等),应送急诊处理。

- ✓ 使用本品期间,如使用其他含漱液,建议至少间隔 2 小时。

- ✓ 使用前应先用清水漱口,吐出口腔内食物残渣,然后用 5～10mL 含漱液,在口腔内含漱 2～3 分钟,使药物与口腔黏膜充分接触,达到缓解炎症和保护黏膜等目的。含漱后 30 分钟内不宜漱口及饮食等,以免降低疗效。

## 1.2　聚维酮碘（Povidone-iodine）含漱液

OTC

消毒防腐药物

妊娠 D 级

代表药物：聚维酮碘溶液

　　商品名：艾利克

　　　剂型：溶液

医保分类：自费

是否基药：非基药

处方：

Rx

　　聚维酮碘溶液 500mL×1 瓶

　　Sig　以 0.5%～1% 浓度溶液含漱 tid

　　\* tid：每日 3 次。

## 注意：

- ✓ 本品不能吞服。
- ✓ 对本品及碘过敏者禁用。
- ✓ 本品不宜与碱性药物同用，如碳酸氢钠。
- ✓ 本品有 1%、5% 等规格，用时应注意区分稀释。
- ✓ 应先用清水漱口，吐出口腔内食物残渣，然后用 5～10mL 稀释后溶液，在口腔内含漱 2～3 分钟，使药物与口腔黏膜充分接触。含漱后 30 分钟内不宜漱口及饮食等，避免降低疗效。

## 1.3 硼砂(Borax)含漱液

OTC

消毒防腐药物

妊娠 C 级

代表药物：复方硼砂含漱液

    剂型：含漱液

医保分类：甲类

是否基药：基药

处方：

> Rx
>
>     复方硼砂含漱液 250mL×1 瓶
>
>     Sig  取 10mL 含漱液加 50mL 温水稀
>
>         释后含漱 tid

\* tid：每日 3 次。

**注意：**

- ✓ 本品不能吞服。
- ✓ 本品应稀释 5 倍后使用。
- ✓ 应先用清水漱口，吐出口腔内食物残渣，然后以 10mL 溶液稀释 5 倍后，在口腔内含漱 5 分钟，使药物与口腔黏膜充分接触。含漱后 30 分钟内不宜漱口及饮食等，避免降低疗效。

## 1.4 碘甘油(Iodine Glycerol)

OTC
消毒防腐药物
妊娠 C 级

代表药物: 碘甘油
　商品名: 无
　　剂型: 溶液剂
医保分类: 自费
是否基药: 非基药

处方:

> Rx
> 　碘甘油 20mL×1 瓶
> 　Sig　适量　局涂 tid

　* tid: 每日 3 次。

**注意：**

- ✓ 本品不能吞服。
- ✓ 对本品及碘过敏者禁用。
- ✓ 本品不宜与碳酸氢钠同用。
- ✓ 应先用清水漱口，吐出口腔内食物残渣，然后局涂，使用后 30 分钟内不宜漱口及饮食等，避免降低疗效。

## 1.5　碳酸氢钠(Sodium Bicarbonate)

OTC
消毒防腐药物
妊娠 C 级

代表药物: 碳酸氢钠注射液
　商品名: 无
　　剂型: 注射液
医保分类: 甲类
是否基药: 基药

处方:

> Rx
>   碳酸氢钠注射液 250mL×1 瓶
>   Sig　以 3% 浓度溶液含漱 tid

　* tid: 每日 3 次。

**注意：**

- ✓ 本品不能吞服。
- ✓ 本品不宜与含碘制剂同用。
- ✓ 本品有片剂、注射液等剂型，可稀释至3% 待用。
- ✓ 应先用清水漱口，吐出口腔内食物残渣，然后用 5～10mL 稀释后的溶液，在口腔内含漱 2～3 分钟，使药物与口腔黏膜充分接触。含漱后 30 分钟内不宜漱口及饮食等，避免降低疗效。

## 1.6 过氧化氢（Hydrogen Peroxide）

处方药

消毒防腐药物

代表药物：过氧化氢溶液
　　商品名：无
　　　剂型：溶液
医保分类：乙类
是否基药：非基药

处方：

> Rx
> 　　过氧化氢溶液 100mL×1 瓶
> 　　Sig　以 3% 浓度溶液漱口 tid

　*tid：每日 3 次。

**注意：**

- ✓ 本品不能吞服。
- ✓ 本品不宜与含碘制剂同用。
- ✓ 应先用清水漱口，吐出口腔内食物残渣，然后用 5～10mL 稀释后的溶液，在口腔内含漱 2～3 分钟，使药物与口腔黏膜充分接触。含漱后 30 分钟内不宜漱口及饮食等，避免降低疗效。

## 2. 局部止痛药

### 2.1 利多卡因（Lidocaine）

处方药

局部麻醉药

妊娠 B 级

哺乳 L2

代表药物：复方利多卡因乳膏

　　商品名：无

　　　剂型：乳膏剂

医保分类：自费

是否基药：非基药

处方：

Rx

　复方利多卡因乳膏 5g×1 支

　Sig　1.5g/10cm$^2$ 局涂 st

\* st：立即使用。

**注意：**

- ✓ 本品可引起过敏，需详细询问过敏史。
- ✓ 本品可透过胎盘，孕妇应慎用。
- ✓ 不推荐 3 个月以下婴儿使用。
- ✓ 本品不能用于开放伤口。

## 2.2 苯佐卡因(Benzocaine)

OTC
局部麻醉药
局部用药
妊娠 C 级
哺乳 L2

代表药物:复方苯佐卡因凝胶
　　商品名:立蒂诺
　　　剂型:凝胶
医保分类:自费
是否基药:非基药

处方:

Rx
　　复方苯佐卡因凝胶 5g×1 支
　　Sig　50mg 局涂 tid

＊tid:每日 3 次。

**注意：**

- ✓ 成人及 2 岁以上儿童：涂于患处，每日 3～4 次，最多不超过 4 次。
- ✓ 本品与普鲁卡因、丁卡因等内用及外用制剂有交叉过敏反应，对此类药物过敏者慎用。
- ✓ 应做好口腔卫生后，视患处情况挤出适量药物，涂抹于患处，涂抹后 30 分钟内不宜漱口及饮食等，避免降低疗效。

# 3. 抗菌药

## 3.1 米诺环素（Minocycline）

处方药

限制级

四环素类抗菌药

局部用药

妊娠 D 级

哺乳 L3

代表药物：盐酸米诺环素软膏

　商品名：派丽奥

　　剂型：软膏（局部用药）

医保分类：自费

是否基药：非基药

处方：

Rx

　盐酸米诺环素软膏 500mg×1 支

　Sig　100mg 牙周袋内给药 qw

\* qw：每周 1 次。

**注意：**

- ✓ 牙科医生使用的米诺环素是外用剂型，不纳入分级管理，有处方权的医师可以开具。
- ✓ 不需皮试，但仍可发生过敏反应。
- ✓ 本品孕妇及哺乳期妇女用药安全性尚未确立，需权衡利弊后使用。
- ✓ 本品 8 岁以下儿童禁用。
- ✓ 本品为牙周袋内局部使用药物，推荐为牙周炎首选治疗药物。
- ✓ 不推荐用于预防用药及牙周炎外的其余口腔感染。

## 3.2　制霉菌素（Nystatin）

处方药

非限制级

多烯类抗真菌药

局部用药

妊娠 C 级

哺乳 L1

代表药物：制霉菌素片
　　商品名：无
　　　剂型：片剂
医保分类：甲类
是否基药：非基药

处方：

> Rx
> 　制霉菌素片 50 万 U × 100 片
> 　Sig　50 万～100 万 U 含服 tid

　\* tid: 每日 3 次。

**注意：**

- ✓ 本品属于局部用药，不需皮试。
- ✓ 本品胃肠道不吸收，吞咽后对全身真菌感染无治疗作用。
- ✓ 口腔局部使用药物用药后半小时内不宜饮食、漱口。
- ✓ 本品可作为口腔真菌感染的首选药物。

## 4. 糖皮质激素

**曲安奈德（Triamcinolone Acetonide）**

处方药

糖皮质激素

妊娠 C 级

哺乳 L3

代表药物 1：曲安奈德注射液

商品名：康宁克通

剂型：注射剂

医保分类：乙类

是否基药：非基药

处方：

```
Rx
    曲安奈德注射液 40mg×1 支
    Sig　40mg 局部封闭 qd
```

\* qd：每日 1 次。

**注意：**

- ✓ 本品为激素，运动员在比赛期间禁用。
- ✓ 用药期间应多摄取蛋白。
- ✓ 对于感染性疾病应与抗生素联合使用。
- ✓ 本品不需经肝脏代谢，故肝功能受损者可以使用，且可以局部使用。
- ✓ 长期大剂量使用糖皮质激素可使皮肤试验结果呈假阴性，如结核菌素试验和过敏反应皮试等。

代表药物2：曲安奈德口腔软膏

　　商品名：康宁乐

　　　剂型：软膏

　医保分类：乙类

　是否基药：非基药

处方：

Rx

　　曲安奈德口腔软膏 5g×1 支

　　Sig　适量　局涂 tid

　* tid：每日 3 次。

**注意：**

- ✓ 本品为激素，运动员在比赛期间禁用。
- ✓ 不宜大面积、长期使用。
- ✓ 避免接触眼睛和其他黏膜（如鼻）。
- ✓ 用药部位如若有灼烧感、红肿等情况应立即停药，并将局部药物洗净，必要时向医师咨询。

## 5. 止血药

**氨甲环酸（Tranexamic Acid）**

处方药

止血药

妊娠 B 级

哺乳 L3

代表药物：氨甲环酸注射液

   商品名：圣济宁

     剂型：注射剂

医保分类：甲类

是否基药：基药

处方：

> Rx
>
>    氨甲环酸注射液 0.5g×1 支
>
>    Sig   以 5% 浓度漱口 tid

  * tid：每日 3 次。

**注意：**

- ✓ 氨甲环酸能够分泌到乳汁中，如使用本品不建议哺乳。
- ✓ 女性患者如服用激素类避孕药物禁用本品。
- ✓ 有血栓形成倾向者禁用本品。
- ✓ 本品与其他凝血因子等合用应警惕血栓形成。
- ✓ 因可能出现残余性头晕，建议患者用药后避免开车或操纵机器。

牙科医生
用药小手册
（第2版）

## 第三部分
# 牙科常见疾病用药

　　牙科治疗以操作为主，使用药物相对较少。下面主要罗列这 6 种情况可能需要涉及的药物。

# 一、预防性用药

口腔治疗可以根据需要预防性使用抗菌药。

## 1. 可选抗菌药

- ➢ 阿莫西林；
- ➢ 头孢克洛；
- ➢ 阿奇霉素；
- ➢ 克林霉素；
- ➢ 奥硝唑；
- ➢ 甲硝唑。

## 2. 给药方案

> 首选药物包括：
>
> ● 阿莫西林；
>
> ● 头孢克洛。
>
> *注意：需要详细询问过敏史，有条件者进行皮试。过敏患者可以选用阿奇霉素、克林霉素替代。但阿奇霉素、克林霉素因为耐药不作为首选用药。

> 考虑厌氧菌感染的可能，可联用奥硝唑或甲硝唑。

> 建议术前 1 小时内口服抗菌药。

> 预防性用药一般来说单次使用即可。

# 二、智齿冠周炎

## 1. 治疗方案

➤ 以局部冲洗治疗为主，根据病情选用抗菌药，可以酌情使用止痛药。

➤ 局部冲洗用药包括：

- 1%～3% 过氧化氢溶液；
- 生理盐水；
- 碘甘油；
- 复方硼砂含漱液。

\* 注意：使用过氧化氢溶液冲洗时一定要低速轻柔，以免产气造成疼痛和气肿。

## 2. 可选药物

> 可选局部用药包括：
>   - 氯己定含漱液；
>   - 聚维酮碘含漱液；
>   - 硼砂含漱液；
>   - 碘甘油。
> 可选抗菌药包括：
>   - 阿莫西林；
>   - 头孢克洛；
>   - 阿奇霉素；
>   - 克林霉素；
>   - 奥硝唑；
>   - 甲硝唑。
>
> *注意：须详细询问过敏史，有条件者进行皮试。
> 可选止痛药包括：
>   - 布洛芬；
>   - 双氯芬酸；
>   - 洛芬待因。

## 3. 给药方案

- ➤ 抗菌药首选包括：阿莫西林、头孢克洛，须详细询问过敏史，有条件者进行皮试。
- ➤ 对 β- 内酰胺类药物过敏患者可以选用阿奇霉素或克林霉素替代。
- ➤ 若怀疑合并有厌氧菌感染可联用奥硝唑或甲硝唑。

## 三、干槽症

### 1. 治疗方案

> 干槽症目前病因尚未完全阐明，根据作者经验及循证医学证据，可能有效的预防措施是拔牙术前、术中及术后局部使用氯己定含漱液。干槽症治疗上也无确定方案，常规以局部处理为主。

> 干槽症的局部处理：在局麻下用 3% 过氧化氢液体冲洗后，再以 3% 过氧化氢棉球反复擦拭牙槽窝及骨壁。不建议使用刮匙等刚性器械搔刮。搔刮后，可以用可吸收性明胶海绵加丁香油填塞牙槽窝，也可以用碘仿纱条或牙周塞治剂填塞。

> 局部疼痛明显的建议使用止痛药。

> 无明显全身症状者不建议使用抗菌药。

> 如患者症状、体征和检查提示感染较严重，可以考虑使用抗菌药。

## 2. 可选药物

- ➤ 可选止痛药包括：
  - ● 布洛芬；
  - ● 双氯芬酸；
  - ● 洛芬待因。
- ➤ 可选抗菌药包括：
  - ● 阿莫西林；
  - ● 头孢克洛；
  - ● 阿奇霉素；
  - ● 克林霉素；
  - ● 奥硝唑；
  - ● 甲硝唑。

\* 注意：使用抗菌药前须详细询问过敏史，有条件者进行皮试。

## 3. 给药方案

➢ 干槽症疼痛一般比较剧烈，可以直接使用洛芬待因。

➢ 若使用抗菌药，药物首选包括：阿莫西林、头孢克洛，须详细询问过敏史，有条件者进行皮试。

➢ β- 内酰胺类药物过敏患者可以选用阿奇霉素或克林霉素替代。

➢ 若怀疑合并有厌氧菌感染可联用奥硝唑或甲硝唑。

# 四、阿弗他溃疡

## 1. 阿弗他溃疡分级

依据阿弗他溃疡(recurrent aphthous ulcer, RAU)的疼痛程度、溃疡的复发频率、临床分型,将 RAU 分为轻度、中度和重度。

## 2. 用药原则

➢ 轻度 RAU:无需用药,或仅局部用药。
➢ 中度 RAU:局部用药为主,必要时全身应用糖皮质激素。如果需要应用糖皮质激素,建议转专科医生治疗。
➢ 重度 RAU:局部用药联用全身治疗,必要时调节免疫功能,建议转专科医生治疗。

## 3. 可选局部用药

➢ 可选局部止痛药物包括：
- 复方利多卡因乳膏；
- 苯佐卡因凝胶。

➢ 可选局部消毒防腐药物包括：
- 氯己定含漱液；
- 聚维酮碘含漱液；
- 硼砂含漱液。

➢ 可选局部激素包括：
- 地塞米松注射液；
- 曲安奈德口腔软膏；
- 曲安奈德注射液。

# 五、三叉神经痛

## 1. 药物治疗

卡马西平（Carbamazepine）

处方：

> Rx
>
> 卡马西平片 200mg × 20 片
>
> Sig　100mg　po bid

\* po：口服，bid：每日 2 次。

**注意：**

- ✓ 如果经验不足，建议转诊专科医生。
- ✓ 特别注意：卡马西平有中毒性表皮坏死松解症的罕见不良反应，建议用药前进行 HLA-B\*1502 基因测试，阳性患者不宜使用。

## 2. 给药方案

> 本品为抗癫痫药物，并非常规意义的止痛药，常用于三叉神经痛和舌咽神经痛。

> 疼痛剧烈可考虑开始 1 次 0.1g, bid，第 2 日后每日增加 0.1～0.2g，直至疼痛缓解，维持剂量每日 0.4～0.8g，分次服用；最高不超过 1.2g。

# 六、颞下颌关节病

## 药物治疗

### 1.1 氨基葡萄糖(Glucosamine)

处方药

骨关节炎类用药

妊娠 C

哺乳 L3

适合骨关节炎

代表药物:盐酸氨基葡萄糖片

  商品名:步迈新

    剂型:片剂

医保分类:乙类

是否基药:非基药

处方:

Rx

　　盐酸氨基葡萄糖片 240mg×42 片

　　Sig　480mg　po tid

　　* po:口服, tid:每日 3 次。

**注意:**

✓ 如果经验不足,建议转诊专科医生。

✓ 本品宜在饭时或饭后服用,可减少胃肠道不适,特别是胃溃疡患者。

✓ 孕妇和哺乳期妇女慎用。

✓ 同时服用非甾体类抗炎药的患者可能需要调整剂量。

## 1.2　玻璃酸钠（Sodium Hyaluronate）

处方药

关节炎用药

妊娠 C

哺乳 L3

适合骨关节炎

代表药物：玻璃酸钠注射液
　商品名：施沛特
　　剂型：注射剂
医保分类：乙类
是否基药：非基药

处方：

Rx
　玻璃酸钠注射液 25mg×1 支
　Sig　25mg　关节腔内注射 qw

＊qw：每周 1 次。

**注意：**

- ✓ 本品需要具有专科经验的医生使用。
- ✓ 关节有严重炎症或积液时使用本品可能加重局部症状，需谨慎使用本品。
- ✓ 注入本品后，局部可能出现疼痛，应采取给药后局部保持静止等适当措施。
- ✓ 药液漏于关节腔外会引起疼痛。
- ✓ 本品注入关节腔内，应严格无菌操作。

第四部分
# 儿童牙科疾病常用药

# 一、儿童用药剂量要求及计算方法

## 1. 儿童用药剂量要求

儿童用药剂量随年龄、体重变化，需要经过计算才能开处方。剂量计算有多种计算方法，目前较普遍采用按体重、年龄或体表面积的计算方法来确定药量。如有用药和剂量不清楚之处，建议咨询儿科医生。

## 2. 儿童用药剂量计算方法

➤ **根据体重计算**
小儿剂量 = 成人剂量 × 小儿体重 /70kg

➤ **根据小儿年龄计算**
Frled 公式：婴儿量 = 月龄 × 成人量 /150
Yotmg 公式：儿童量 = 年龄 × 成人量 /（年龄 + 12）

➤ **根据体表面积计算**
小儿剂量 = 成人剂量 × 小儿体表面积 / 1.73（$m^2$）

# 二、儿童用药处方书写要求

## 1. 处方颜色

➢ 儿童用药需使用淡绿色处方开具。

## 2. 年龄要求

➢ 如有必要，精确到月龄和日龄。

## 3. 体重要求

➢ 必要时，处方需要标注体重。

# 三、儿童用药处方书写举例

**举例1：**

×××口腔医院

儿科处方

门诊号××××××　科室：儿童口腔科

日期：××××年××月××日

患者姓名：<u>王××</u>　性别：<u>女</u>　年龄：<u>5岁3月</u>　体重：<u>23kg</u>

诊断：55牙慢性根尖周炎

---

Rx：

　对乙酰氨基酚混悬剂 10mL×1瓶

　Sig　230mg po prn

---

医师签字：黄××

说明：

- ✓ 按照药物对乙酰氨基酚混悬滴剂的用法用量，本示例按照 10mg/kg 计算得出药物剂量230mg。

- ✓ po：口服，prn：必要时服用。

**举例2：**

×××口腔门诊

儿科处方

日期：××××年××月××日

患者姓名：张×× 性别：男 年龄：6岁1月 体重：30kg

诊断：75牙慢性牙髓炎

---

Rx：

头孢克洛干混悬剂 0.125g×6袋

Sig 200mg po tid

---

医师签字：李××

说明：

✓ 按照药物头孢克洛干混悬剂用法用量，每千克体重 20～40mg，分为 3 次使用，根据患儿体重计算，每日剂量为 600～1 200mg。该举例处方取低剂量 600mg，即每次 200mg，每日 3 次。

✓ po：口服，tid：每日 3 次。

# 四、儿童牙科疾病 常用药参考

儿童用药优先选择儿童专用剂型如干混悬剂等。

## 1. 止痛药

- ➢ 对乙酰氨基酚混悬滴剂；
- ➢ 布洛芬混悬滴剂。

## 2. 抗细菌感染药

- ➢ 头孢克洛干混悬剂；
- ➢ 阿莫西林克拉维酸钾干混悬剂；
- ➢ 阿奇霉素干混悬剂。

## 3. 抗病毒感染药

- ➢ 阿昔洛韦片。

## 4. 抗组胺药

- ➢ 盐酸西替利嗪滴剂；
- ➢ 氯雷他定糖浆剂。

| 药物种类 | 通用名称 | 代表药物(商品名) | 剂量计算及用法 |
|---|---|---|---|
| 止痛药 | 对乙酰氨基酚混悬滴剂 | 泰诺林 | 1次10~15mg/kg po tid；或每日1.5g/m$^2$ po q4~6h |
| | 布洛芬混悬滴剂 | 美林 | 1次10mg/kg po tid |
| 抗细菌感染药 | 头孢克洛干混悬剂 | 希刻劳 | 每日20~40mg/kg，分3次给药，每日最大剂量1g |
| | 阿莫西林克拉维酸钾干混悬剂 | 无 | 3月龄以下儿童：30mg/kg，分2次服用；3月龄以上和体重40kg以下，20~40mg/kg，分3次服用 |
| | 阿奇霉素干混悬剂 | 希舒美 | 10mg/kg po qd |
| 抗病毒感染药 | 阿昔洛韦片 | | 20mg/kg po qid |
| 抗组胺药 | 盐酸西替利嗪滴剂 | 仙特明 | 2~5岁2.5mg po qd；6~11岁5~10mg po qd |
| | 氯雷他定糖浆剂 | 开瑞坦 | 2~12岁，体重小于等于30kg，每日1次，1次5mL；大于30kg，每日1次，1次10mL |

## 注意:

- ✓ 止痛药双氯芬酸不宜用于 14 岁以下的儿童。
- ✓ 使用阿莫西林等青霉素类药物前建议详细询问过敏史,有条件的尽可能皮试。
- ✓ 使用头孢菌素类药物前同样建议详细询问过敏史。
- ✓ 如果患者对青霉素类严重过敏,应禁用头孢类抗菌药。
- ✓ 如果患者对青霉素类一般过敏,可根据病情慎重地选用头孢类抗菌药。
- ✓ 小儿不宜使用喹诺酮、氨基糖苷、四环素、氯霉素类抗菌药。
- ✓ 剂量计算结果可能与实际药物包装剂量不完全一致,可以按照相近值书写处方。

# 1. 止痛药

## 1.1　对乙酰氨基酚（Paracetamol）

OTC

NSAIDs

代表药物：对乙酰氨基酚混悬滴剂
　　商品名：泰诺林
　　　剂型：混悬液
医保分类：乙类
是否基药：非基药

处方示例：

> 年龄：5 岁 3 月　　　体重：23kg
>
> Rx
> 　　对乙酰氨基酚混悬滴剂 1.5g×1 瓶
> 　　Sig　230mg 口服 tid

　　*tid：每日 3 次。

　　*按患儿 10mg/kg，每日 3 次进行计算。

**注意:**

- ✓ 本品为对症治疗药。
- ✓ 用于解热连续使用不超过 3 日,用于止痛不超过 5 日,症状未缓解,请咨询医师或药师。
- ✓ 对阿司匹林过敏者慎用。
- ✓ 不能同时服用其他含有解热镇痛药的药品(如某些复方抗感冒药)。
- ✓ 本品性状发生改变时禁止使用。

## 1.2 布洛芬(Ibuprofen)

处方药

NSAIDs

代表药物: 布洛芬混悬液

　商品名: 美林

　　剂型: 混悬液

医保分类: 乙类

是否基药: 非基药

处方示例:

> 年龄: 5岁3月　　体重: 23kg
>
> Rx
>
> 　布洛芬混悬液 2g×1瓶
>
> 　Sig　230mg 口服 tid

*tid: 每日3次。

*按患儿10mg/kg, 每日3次进行计算。

**注意：**

- ✓ 本品为对症治疗药。
- ✓ 用于解热连续使用不超过 3 日，用于止痛不超过 5 日，症状未缓解，请咨询医师或药师。
- ✓ 肝肾功能不全、血小板功能障碍慎用。
- ✓ 不能同时服用其他含有解热镇痛药的药品（如某些复方抗感冒药）。
- ✓ 本品性状发生改变时禁止使用。

## 2. 抗细菌感染药

### 2.1　头孢克洛（Cefaclor）

处方药

β- 内酰胺类抗菌药 - 头孢菌素类

代表药物：头孢克洛干混悬剂
　商品名：希刻劳
　　剂型：混悬液
医保分类：乙类
是否基药：非基药

处方示例：

| | |
|---|---|
| 年龄：5 岁 3 月 | 体重：23kg |

Rx
　头孢克洛干混悬剂 0.125g×6 包
　Sig　230mg 口服 tid

　＊ tid：每日 3 次。
　＊ 按患儿每日 30mg/kg，分 3 次给药进行计算。

**注意：**

- ✓ 本品为口服 β- 内酰胺类药物，仍可发生严重过敏反应，须详细询问过敏史后使用。
- ✓ 如果患者对青霉素类严重过敏，应禁用头孢类抗菌药。
- ✓ 如果患者对青霉素类一般过敏，可根据病情慎重地选用头孢类抗菌药。
- ✓ 本品吸收良好，临床效果佳，推荐首选用药。

## 2.2　阿莫西林（Amoxicillin）

处方药

β- 内酰胺类抗菌药 - 青霉素类

代表药物：阿莫西林克拉维酸钾干混悬剂
　　　　　（规格：5mL 混悬液含阿莫西林
　　　　　0.25g 和克拉维酸 0.0625g，比例
　　　　　为 4∶1）
　商品名：无
　　剂型：混悬液
医保分类：甲类
是否基药：非基药

处方：

年龄：<u>5 岁 3 月</u>　　　体重：<u>37.5kg</u>

Rx

　　阿莫西林克拉维酸钾干混悬剂

　　　　30mL×1 瓶

　　Sig　5mL 口服 tid

　* tid：每日 3 次。

　* 按患儿每日 20mg/kg，分 3 次给药进行
计算。

**注意：**

- ✓ 本品为口服青霉素类药物，仍可发生严重过敏反应，须详细询问过敏史，宜经青霉素皮试阴性后使用。
- ✓ 为减少胃肠道反应，口服制剂应与餐同服。
- ✓ 治疗期间患者应补充大量液体以防止结晶尿产生。

## 2.3 阿奇霉素（Azithromycin）

处方药

大环内酯类抗菌药

**代表药物:** 阿奇霉素干混悬剂

　　**商品名:** 希舒美

　　　**剂型:** 混悬液

**医保分类:** 甲类

**是否基药:** 基药

处方:

---

年龄: 5岁3月　　体重: 23kg

Rx

　　阿奇霉素干混悬剂 100mg×6 袋

　　Sig　230mg 口服 qd

---

　*qd: 每日 1 次。

　* 按患儿 10mg/kg，每日 1 次进行计算。

**注意：**

- ✓ 本品为口服大环内酯类药物，不需皮试，但仍有过敏反应报道，需详细询问过敏史。

- ✓ 本品对心脏毒性需警惕，不宜用于心动过缓、心律失常或心功能不全患者，不宜用于同时服用已知延长 QT 间期的活性物质的患者，如抗精神病药物、抗抑郁药物、喹诺酮类药物等。

- ✓ 本品也不适宜用于明显肝脏疾病患者。

- ✓ 本品耐药及安全性应引起注意，不推荐首选。

- ✓ 本品宜饭前 1 小时或饭后 2 小时服用。

## 3. 抗病毒感染药

**阿昔洛韦（Aciclovir）**

处方药
核苷类抗病毒药

代表药物：阿昔洛韦片
　　商品名：无
　　　剂型：片
医保分类：乙类
是否基药：非基药

处方：

年龄：5 岁 3 月　　　　体重：23kg

Rx

　　阿昔洛韦片 0.2g×40 片

　　Sig　460mg 口服 qid

\* qid：每日 4 次。

\* 按患儿 20mg/kg，每日 4 次进行计算。

**注意：**

- ✓ 严重免疫功能缺陷者长期或多次使用本药可能导致单纯疱疹病毒和带状疱疹耐药。
- ✓ 给药期间应给予患者充足的水，防止阿昔洛韦在肾小管内沉积。
- ✓ 本药对单纯疱疹病毒的潜伏期感染无明显效果，不能根除病毒。

# 4. 抗组胺药

## 4.1　西替利嗪（Cetirizine）

**OTC**
第二代抗组胺药

代表药物：盐酸西替利嗪滴剂
　　商品名：仙特明
　　　剂型：滴剂
医保分类：乙类
是否基药：非基药

处方：

| | |
|---|---|
| 年龄：6岁3月 | 体重：23kg |

Rx
　　盐酸西替利嗪滴剂 10mL×1 瓶
　　Sig　5mg 口服 qd

＊qd：每日 1 次。

＊6 岁以上儿童，每日 5～10mg。

**注意：**

- ✓ 有尿潴留易感因素的患者慎用，因为西替利嗪可增加尿潴留风险。

- ✓ 建议癫痫患者以及有抽搐风险的患者慎用。

- ✓ 本品为第二代抗组胺药，虽不会强化中枢神经系统有抑制作用的饮料（如酒精饮料）、镇静催眠抗惊厥药（如地西泮）、抗精神失常药（如氯丙嗪）的作用，但仍应小心。

## 4.2 氯雷他定(Loratadine)

OTC

第二代抗组胺药

代表药物:氯雷他定糖浆剂
　　商品名:开瑞坦
　　剂型:糖浆剂
医保分类:甲类
是否基药:基药

处方:

> 　　　　　　　　　年龄: 5 岁 3 月　　体重: 23kg
>
> Rx
> 　　氯雷他定糖浆剂 60mL×1 瓶
> 　　Sig　5mL 口服 qd

　* qd:每日 1 次。

　* 2～12 岁,体重小于等于 30kg,每日 1
次,1 次 5mL。

**注意：**

- ✓ 严重肝功能不全的患者慎用。
- ✓ 在做皮试前约 48 小时左右应中止使用本品，因抗组胺药能阻止或降低皮试的阳性反应发生。
- ✓ 本品性状改变时禁止使用。
- ✓ 2 岁以下儿童慎用。

第五部分
# 药物索引

# 一、按照药物的拼音索引

# 二、按照药物商品名的拼音索引

# 三、按照药物英文名索引